하루의 시작과 끝에서 몸과 마음을 돌보는 시간

침대 요가

1판1쇄 펴냄 2021년 11월 17일
1판2쇄 펴냄 2021년 12월 23일

지은이 아녜스 오스트랄 │ **옮긴이** 강지숙 │ **감수** 김창은 │ **일러스트** 엘렌 라페

펴낸이 김경태 │ **편집** 홍경화 성준근 남슬기 한홍비
디자인 박정영 김재현 │ **마케팅** 전민영 서승아 │ **경영관리** 곽근호
펴낸곳 (주)출판사 클
출판등록 2012년 1월 5일 제311-2012-02호
주소 03385 서울시 은평구 연서로26길 25-6
전화 070-4176-4680 │ 팩스 02-354-4680 │ 이메일 bookkl@bookkl.com

ISBN 979-11-90555-77-7 13510

이 제작물은 Mapo한아름 글꼴을 사용하여 디자인되었습니다.

하루의 시작과 끝에서
몸과 마음을 돌보는 시간

침대
요가

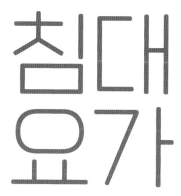

아녜스 오스트랄Agnès Australe 지음

강지숙 옮김

감사드릴 분들

나의 모든 요가 선생님들, 특히 수리아 요가의 나탈리와 스리마티,

세실과 감타에게 감사드린다.

안 드 티마리에게도 고마움을 표한다.

로르 파올리, 미르티유, 샤레이르와 웬디 고뱅의 소중한 도움에도 감사드린다.

알렉상드르, 아리안과 아폴린에게도 고맙다.

목차

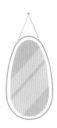

앉은 자세

아침과 저녁의 요가 수련

보충 수련

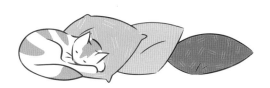

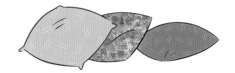

일러두기

- 한국 독자의 이해를 돕기 위하여 모든 동작 및 호흡법에 대해 전문가의 감수를 거쳤습니다.
- 본문 하단의 붉은색 글씨와, 45쪽 및 73쪽 보충 설명은 감수자가 추가한 것입니다.

수련에 앞서서

요가는 산스크리트어로 '결합' 또는 '연결'을 의미합니다. 2500여 년 전 인도에서 시작된 이 운동은 호흡, 이완, 자신에의 집중을 통해 우리의 몸과 정신을 결합, 또는 재결합시키고 안정과 평온에 이를 수 있도록 합니다.

요가는 감각을 섬세하게 살피는 운동인 까닭에 우리 몸뿐 아니라 정신의 변동, 즉 우리 안에 있거나 우리를 관통하지만 통제할 수는 없는 생각들까지 깨달을 수 있도록 해줍니다. 어떻게 하면 과거의 기억에 영향을 받거나 미래에 대해 근심하지 않고 지금 이 순간에 충실할 수 있을까요? 요가 수행자들은 우리의 생각을 무질서하게 이 가지에서 저 가지로 뛰어다니는 원숭이에 비유합니다. 이런 산만함은 우리를 피곤하게 하지만 본질, 즉 지금 여기서 일어나는 일로 돌아가는 것은 우리에게 안정감을 줍니다.

요가는 우리 자신과 주변 환경에 주의를 집중할 수 있게 함으로써 현재 순간에 최대한 충실할 수 있도록 해줍니다. 그 원칙을 충실하게 실행하면 우리는 신체 내부의 감각은 물론이고 외부의 자극에도 더 주의를 기울일 수 있을 것입니다. 더위, 추위, 부드러움, 거침, 빛, 어슴푸레함, 소리, 우리를 둘러싼 소음 등에 말이죠. 또한 자신에 대한 부정적 판단을 내리거나 생각을 통제하려고 애쓰지 않고도 우리의 정신 상태를 확인할 수 있게 해줍니다. 그리고 호흡에도 집중하게 됩니다. 호흡은 요가 수련을 하는 내내 길잡이 역할을 해줄 것입니다. 호흡은 몸을 이완시키고 정신을 안정시켜주며 육체적·정신적 긴장을 풀어줍니다.

요가는 단순한 체조가 아닙니다. 이 운동은 몸과 정신이 서로를 자극해 몸의 깊이 있는 휴식과 정신의 안정을 얻도록 해줍니다.

요가 세션은 어느 정도 움직임이 있는 자세들로 이어져 있습니다. 움직임이 없는 자세도 있는데, 이럴 때는 근육을 충분히 늘이기 위해 자세를 몇 초간 유지해야 합니다. 수련에 얼마나 시간을 할애할 수 있는가뿐 아니라 그날 몸의 상태에 따라 어떤 동작에 얼마만큼의 시간을 배분할 것인지를 본인이 결정해야 합니다. 중요한 것은 근육을 심도 있게 이완시키고 몸에 유익한 스트레칭을 해내는 것입니다. 일단 다섯 번의 호흡, 들숨과 날숨(11쪽)을 반복하는 동안 각 자세를 취해보기를 권하고 싶습니다.

다칠 위험이 없다는 전제하에, 근육의 이완에 이르기 위해서는 긴장을 필요로 하는 자세를 더 오래 유지하는 것이 유익할 수 있습니다. 그러면 점차 유연해지고 이완하게 되면서 근육의 뻣뻣함이나 아픔은 물론 현재의 근심까지 잊게 될 것입니다. 근육통과 이완 사이의 올바른 중간 지점을 찾기 위해 항상 몸의 감각에 주의를 기울이세요. 몸의 이야기를 들으며 본인에게 가장 잘 맞는 자세를 찾고 즐겁게 조금씩 단계를 높여가세요. 각 자세 사이에 이완의 시간을 취하는 것을 잊지 마시길 바랍니다.

우리 몸은 저녁보다는 아침에 더 뻣뻣하고, 따뜻할 때 더 부드러우며, 바쁜 하루의 끝에는 잠을 충분히 자고 난 아침 기상 때보다 정신적으로 덜 여유롭다는 점을 염두에 두어야 합니다. 양보다는 질을 우선해야 합니다. 적은 수의 자세를 자세마다 충분한 시간을 두고 수련하는 것이 모든 자세를 빠르게 연결해서 해치우는 것보다 낫습니다. 우리 몸은 충분히 이완할 시간이 필요하거든요.

침대는 이를 위한 최적의 장소입니다. 편안한 차림으로 안전하게 아무런 방해 없이 몸을 맡기고 자신을 놓을 수 있죠.

어느 정도 단단한 매트리스를 선택하세요. 스트레칭 시의 균형감과 편안함을 위해서는 몸을 잘 지탱해줘야 하니까요.

등과 목덜미를 지탱해주기 위해 베개 사용을 권장하는 자세들도 있습니다. 수면용 평평한 베개, 침대에서 책 읽을 때 사용하는 더 단단하고 두꺼운 베개 또는 쿠션을 준비해주세요.

취하기 어려운 자세가 있을 때, 특히 다리와 등을 뻗어야 할 때는 망설이지 말고 허리띠나 스카프를 이용하면 추가로 몇 센티미터를 더 뻗을 수 있습니다.

이미 요가 수업을 받고 있다면 익숙한 자세가 많을 것입니다. 그렇지 않은 경우라면 이 책으로 인해 요가라는 운동을 발견하게 될 것이며, 가까운 요가 센터에 가보고 싶어질 수도 있겠죠. 적어도 나는 그렇게 되기를 바랍니다.

호흡

호흡은 요가 수련의 핵심입니다. 호흡으로 몸에 산소를 공급하면서 힘 빼기와 집중, 이완과 긴장을 조절합니다.

요가에서 '완전' 호흡은 한 번의 들이쉬기와 그에 이어진 내쉬기를 의미합니다. 들이쉴 때나 내쉴 때 모두 심한 감기 등의 불편함이 있는 경우가 아니라면 항상 코로 숨을 쉬어야 합니다. 그리고 어떤 자세를 취할 때건 깊게 규칙적으로 호흡하는 것이 중요합니다.

- 숨을 들이쉴 때는 공기가 코를 통해 몸으로 들어와 흉곽이 올라가면서 쇄골이 옆으로 벌어지게 합니다.

- 날숨은 처음 복부부터 공기를 비우기 시작해 복부가 홀쭉해진 채로 가슴에서 공기가 빠져나가면서 어깨와 목의 긴장이 풀어지도록 내쉽니다.

- 들숨과 날숨 사이에는 폐에 공기를 채운 채로 4~5초 동안 유지하고 날숨과 들숨 사이에도 폐를 비운 채로 4~5초 유지합니다. 숨을 들이쉬는 시간과 내쉬는 시간을 동일하게 맞춰야 합니다.

한 손은 복부에, 다른 한 손은 가슴에 올리면, 배가 부풀어 오르고 나서 공기가 폐를 팽창시킨 후 갈비뼈부터 쇄골까지 부풀게 하는 것을 잘 느낄 수 있습니다. 날숨일 때는 배가 꺼지는 것과 갈비뼈가 내려가는 것을 관찰합시다.

원할 때는 언제든 한숨을 쉬거나 하품을 해도 괜찮으며 한숨이나 하품을 유도하는 것도 좋습니다. 한숨과 하품은 횡격막을 늘여주고 흉곽의 이완을 유도할 수 있습니다.

이 책에 실린 자세 대부분은 정적입니다. 깊게 호흡하면서 자세를 유지해 최대한 근육을 스트레칭하고 부드럽게 몸을 이완시키는 것이 목표입니다.

역동적인 자세, 그러니까 움직임을 필요로 하는 자세를 수련할 때는 호흡이 동작과 조화를 이루어야 합니다. 몸이 펼쳐질 때는 숨을 들이쉬고 다시 닫힐 때는 숨을 내쉽니다.

자세를 수련하면서 우짜이 호흡(99쪽)을 병행할 수도 있습니다.

등을 대고
누운 자세

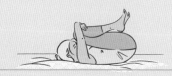

등을 대고 누운 자세는 전형적인 이완 자세다. 몸 앞쪽은 열려 넓어지고 뒤쪽은 매트리스에 편안하게 받쳐진 채 어느 신체 부위에도 부담이 가지 않는 상태가 된다.

1. 전신 스트레칭 자세

발가락부터 손가락 끝까지 몸을 최대한 늘인 상태에서
전신을 이완시켜주고 얼굴, 턱과 이마의 긴장을 풀어주는 자세.

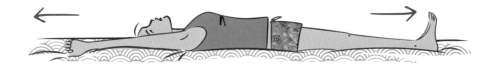

- 등을 대고 누워 팔은 머리 위로 뻗고, 다리는 힘을 주고, 발등은 몸 쪽으로 당긴다. 턱은 살짝 당겨서 뒷목을 늘인다.

- 숨을 들이쉬면서 최대한 몸을 늘였다가 내쉬면서 이완시킨다.

- 허리를 살짝 띄우고 갈비뼈를 최대한 올린다.

- 숨을 들이쉴 때마다 몸을 최대한 늘이면서 4~5번 반복한다.

응용1

- 위 동작에서 시작하되 손깍지를 낀 손바닥을 바깥으로 향하게 해 침대 머리나 벽을 마주 보도록 한 다음 양쪽 엄지발가락을 모은다. 먼저 오른쪽을 향해 스트레칭한 다음 왼쪽으로 스트레칭을 한다. 가운데로 스트레칭할 때는 손바닥으로 침대 머리나 벽을 민다.

바나나 자세

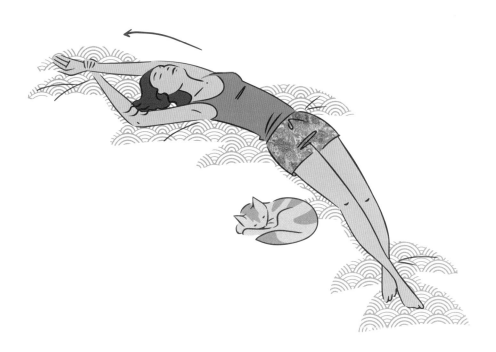

- 기본 자세를 잡은 뒤 오른손으로 왼쪽 팔목을 잡아 머리 위로 팔을 뻗고 가슴을 오른쪽으로 향하게 한 다음 스트레칭한다. 숨을 들이쉬면서 왼쪽 옆구리 전체가 늘어나는 것을 느낀다.

- 왼발을 오른발 위에 얹어 양발을 모은 후에 오른쪽을 향하도록 하면 더 길게 뻗어 스트레칭할 수 있다.

↻ 방향을 바꿔 반복한다.

> 양쪽 골반과 어깨가 바닥에 닿아 있어야 합니다.

2. 공 자세

몸을 모으고 작게 만들어 몸 중심의 온기를 느끼는
아기 때의 즐거움을 체험해 볼 수 있는 자세.
꼬리뼈에서 목덜미에 이르는 척추 전체를 스트레칭할 수 있다.

뒤통수는 잘 받쳐준다.

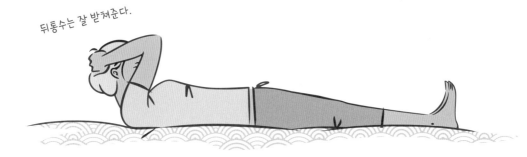

- 등을 대고 누워 손을 머리 뒤에 대고 턱은 당긴 상태로 머리를 앞으로 향하게 한다.

- 머리를 아주 천천히 오른쪽에서 왼쪽으로 움직인다. 목에는 힘을 빼서 머리를 팔로 지탱한다. 다리는 뻗어도 되고 매트리스에 발바닥을 대고 굽혀도 된다.

- 목에는 힘을 빼고 대신 명치에 힘이 들어가게 한다.

팔보다는 명치에 힘을 주는 게 목의 긴장을 푸는 데 도움이 됩니다.

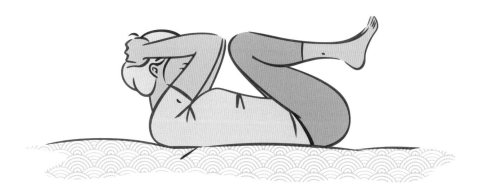

● 머리는 팔로 받쳐 몸 중심으로 당기고 양쪽 무릎은 모아서 이마 방향으로 가져간다. 호흡
을 몇 차례 반복하는 동안 자세를 유지한다.

응용

- 머리는 앞의 자세와 마찬가지로 당긴 채 팔로 무릎을 감싼다. 이때 턱도 가슴 쪽으로 당긴다. 호흡을 몇 차례 반복하는 동안 자세를 유지한다.

- 머리를 매트리스에 대고 다리는 가슴 쪽으로 다시 구부린 후 오른쪽, 왼쪽과 앞, 뒤로 구르면서 등을 이완시킨다.

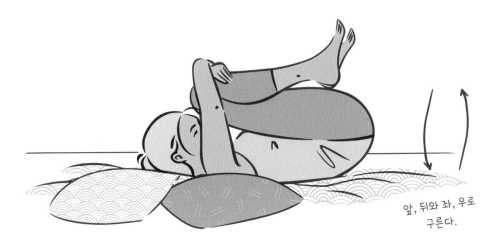

앞, 뒤와 좌, 우로 구른다.

3. 행복한 아기 자세

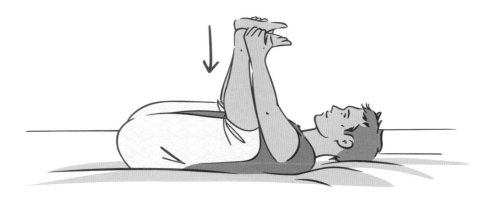

- 등을 대고 누워 허벅지를 가슴 양옆으로 당긴다. 종아리는 90도를 유지하며 위로 뻗는다. 양발을 손으로 잡는다. 이때 가능하면 팔은 허벅지 바깥쪽에 둔다.
- 손으로 발을 몸 쪽으로 당겨오는데, 무릎을 매트리스 가까이 붙여 등 아래와 뒤통수가 매트리스에 닿게 한다. 턱은 가볍게 당기고 깊게 호흡한다.

응용

- 몸을 왼쪽, 오른쪽으로 흔들며 등 아래쪽을 문질러도 좋다.

> 귀와 어깨가 서로 멀어지도록 합니다.

4. 다리 교차 스트레칭

서혜부와 허벅지에서 장딴지에 이르는
다리 뒤쪽 근육 전체의 이완을 돕는 자세.

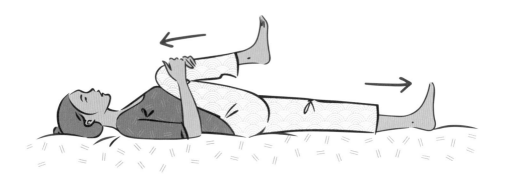

● 등을 대고 누워 왼쪽 다리는 발등을 몸 쪽으로 당긴 채로 뻗고 오른쪽 다리는 접어서 가슴 쪽으로 가져온다. 두 손을 정강이 위에 모아 몸 쪽으로 천천히 누른다. 이어 숨을 내쉬면서 이마를 무릎 쪽으로 들어올린다. 호흡을 몇 차례 반복하는 동안 자세를 유지했다가 머리를 다시 매트리스에 내린다.

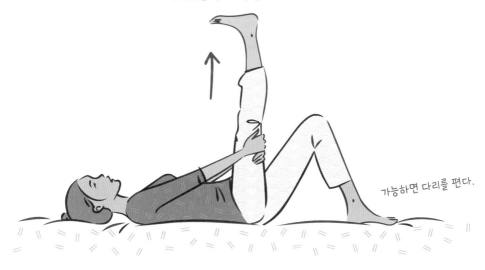

발끝은 몸 쪽으로 당긴다.

가능하면 다리를 편다.

- 머리를 매트리스에 누르고 숨을 들이쉬면서 오른쪽 다리를 천장을 향해 뻗고 두 손으로 허벅지를 잡는다. 호흡을 몇 차례 반복하는 동안 다리가 몸과 90도를 이루도록 해서 자세를 유지한다. 이때 발끝은 몸 쪽으로 당겨온다.

- 좀 더 쉽게 하려면 왼쪽 다리는 접어 발바닥을 매트리스에 댄다.

- 숨을 내쉬면서 가슴을 들어올려 장딴지나 발목을 잡으면 더 강한 스트레칭 효과를 볼 수 있다. 허리띠나 스카프, 밴드를 들어올린 쪽 발바닥의 발가락 바로 아래에 감아 잡아당기면 힘을 더할 수도 있다.

- 자세를 풀고 숨을 고른다. 늘어났던 쪽 햄스트링이 침대에 잘 닿는 것이 느껴져야 한다.

↻ 반대쪽으로 방향을 바꿔 같은 동작을 반복한다.

5. 테이블 자세

복근과 팔 다리 전체 근육에 자극을 주어 운동이 되게 하는 자세.

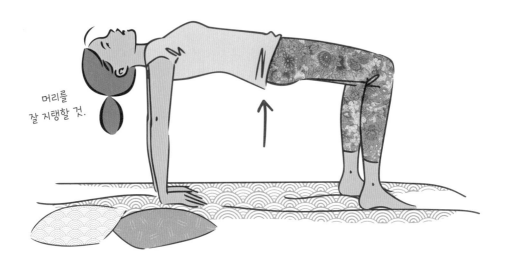

머리를
잘 지탱할 것.

- 앉은 자세에서 시작해 양팔을 바닥으로 뻗는다. 이때 손가락은 발 쪽으로 향하게 해서 손바닥으로 매트리스를 짚는다. 발로 매트리스를 평평하게 딛고 다리를 접는다.

- 들이쉬는 숨에 엉덩이와 배, 허벅지를 들어 테이블 모양을 만든다. 팔과 다리가 가슴과 90도를 이루도록 한다.

- 목덜미와 머리는 등과 일직선을 이루어야 한다.

- 호흡을 몇 차례 반복하는 동안 자세를 유지한다.

손바닥과 발바닥을 바닥에 빈틈이 없도록 누릅니다.

6. 반 브리지 자세

허벅지와 엉덩이를 조이면서 목 뒤쪽을 늘이고 가슴을 여는 자세.

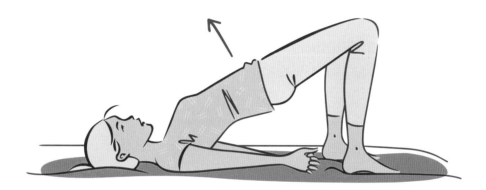

- 등을 대고 누운 상태에서 팔은 몸통과 나란히 쭉 펴고 양다리를 골반 너비로 벌려 발바닥으로 매트리스를 짚고 무릎을 세운다.

- 숨을 들이쉬면서 어깨로 지탱하고 엉덩이를 최대한 들어올린다. 팔을 뻗어 양손 깍지를 끼고 엉덩이 아래로 가져와 손으로 매트리스를 누른다. 호흡을 여러 번 충분히 해준 후 숨을 내쉬면서 손깍지를 풀고 엉덩이를 내린다.

응용

역동적인 반 브리지 자세

양팔을 몸통과 나란히 쭉 편다. 들숨에 엉덩이를 들고 날숨에 목덜미와 등을 차례로 펴주면서 엉덩이를 내린다.

7. 누워서 비틀기

요추와 어깨를 늘이고 이완시켜주는 자세.

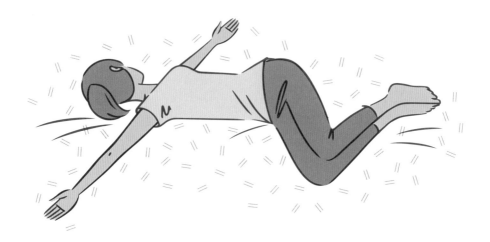

● 팔은 벌리거나, 벌릴 공간이 없으면 선인장 자세*를 취하고, 무릎은 가슴 쪽으로 당긴다.
  숨을 내쉬면서 다리를 오른쪽으로 움직이고 얼굴은 반대 방향인 왼쪽으로 돌린다. 어깨는
  매트리스에 닿아 있어야 한다.

↻ 호흡을 몇 차례 반복한 후 숨을 들이쉬면서 무릎을 천천히 가슴 쪽으로 당겨왔다가 반
  대 방향으로 동작을 반복한다.

● 위에 있는 무릎을 앞에 있는 무릎보다 앞으로 좀 더 나와 있게 하거나 무릎을 겨드랑이 쪽
　과 가깝게 한다.

선인장 자세*의 팔

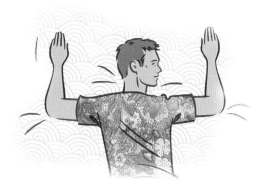

1. 다리 꼬아 비틀기

- 무릎은 몸 쪽으로 가져온 상태 그대로 오른쪽 다리를 왼쪽 다리 위에 올려 꼰 채로 양쪽 다리를 왼쪽으로 움직인다. 왼손으로 오른쪽 무릎을 누르면 좀 더 강하게 비틀 수 있다. 이어서 다리를 반대로 꼰 다음 오른쪽으로 움직여준다. 이때 어깨는 매트리스에서 떨어지지 않도록 한다.

- 다리를 옆으로 내리면서 숨을 내쉰다. 그 자세로 깊은 호흡을 몇 차례 반복한 후 숨을 들이쉬면서 다리를 다시 올린다.

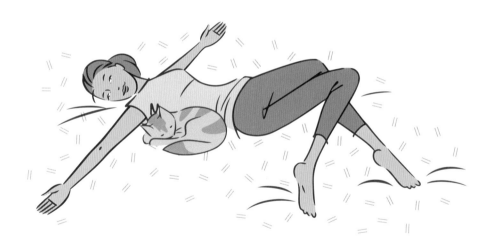

2. 이완 자세

- 위쪽 무릎 아래에 베개를 놓고 아래 다리는 편다.

- 다리를 옆으로 내리면서 숨을 내쉬고 그 상태로 깊은 호흡을 몇 차례 반복한 후 숨을 늘이 쉬면서 다리를 다시 올린다.

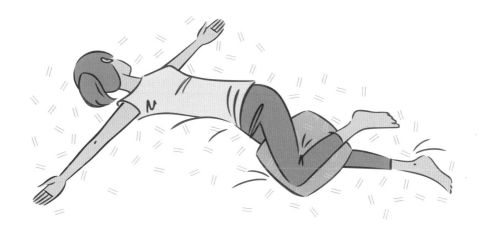

3. '와이퍼'처럼 강하게 비틀기

- 다리를 접어 두 발은 매트리스 위에 놓는다. 이때 양발은 골반 너비보다 약간 넓게 벌린다.

- 양쪽 무릎을 오른쪽 옆으로 떨어뜨린다. 이때 왼쪽 무릎과 오른쪽 발목이 평행해야 한다. 머리는 반대 방향인 왼쪽으로 돌린다.

- 무릎과 머리는 정면을 향하게 했다가 반대 방향으로 자세를 취한다. 무릎은 왼쪽, 머리는 오른쪽으로.

- 와이퍼가 좌우로 왔다 갔다 하듯 동작이 끊기지 않도록 하면서 여러 번 반복한다.

- 다리를 옆으로 내릴 때 숨을 내쉬고 다시 들어올릴 때 들이쉰다.

- 머리를 무릎 반대 방향으로 돌릴 때 목덜미에 통증이 느껴지면 정면을 바라보며 머리가 가슴과 일직선이 되게 한다.

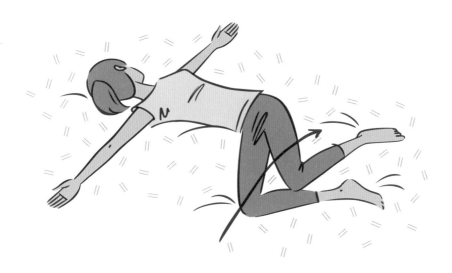

8. 누운 나비 자세

골반을 열고 요추를 풀어주는 자세.

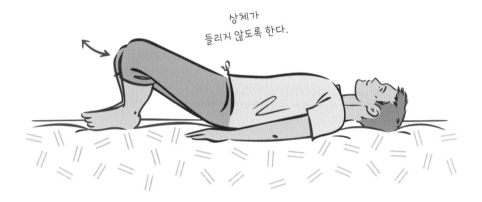

상체가
들리지 않도록 한다.

- 등을 대고 누워 팔은 가슴 옆으로 내리고 양 발바닥을 맞대 무릎을 매트리스 쪽으로 내린다.

- 좀 더 편하게 자세를 취하려면 베개를 양 무릎 밑에 하나씩 놓는다.

- 가슴을 더 활짝 열고 싶으면 반으로 접거나 둥글게 만 베개를 날개뼈 밑에 가로로 놓는다. 무릎을 벌리고 발바닥은 맞댄 자세 그대로 유지하며 몸의 긴장을 풀어준다.

9. 벽에 다리 올리기

정맥환류를 용이하게 해 혈액 순환에 매우 좋은 자세들.

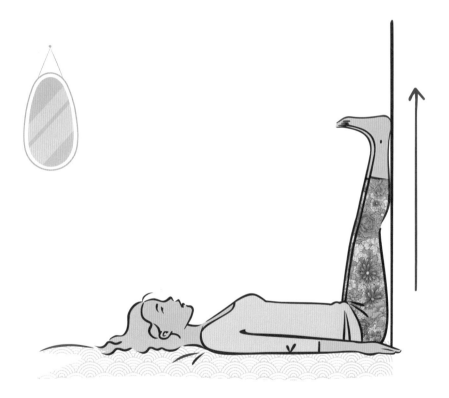

- 엉덩이와 다리는 벽에 딱 붙인 채로 매트리스에 등을 대고 눕는다. 발끝은 몸 쪽으로 당긴다. 꼬리뼈가 매트리스 속으로 파묻히는 것이 느껴져야 한다.

  좀 더 쉽게 하려면 엉덩이는 허리에 부담되지 않을 만큼만 벽과 거리를 벌립니다.

30

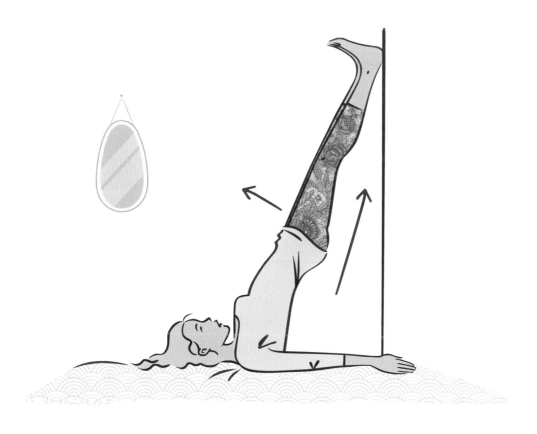

- 잘 고정되어 움직이지 않는 침대라면 숨을 들이쉬면서 어깨로 몸을 지탱하여 골반과 다리를 들어올릴 수도 있다.

- 호흡을 몇 차례 반복하며 자세를 유지했다가 벽을 따라 미끄러져 내려와 처음 자세로 돌아간다.

↻ 등허리 쪽이 가벼워지는 것이 느껴질 때까지 여러 번 반복한다.

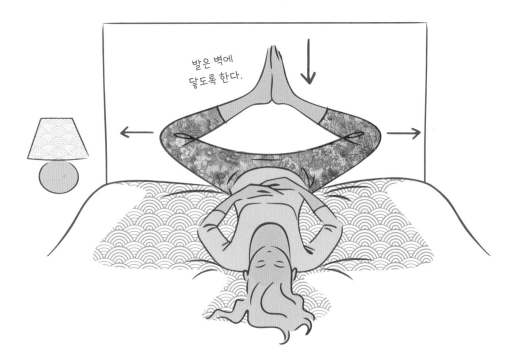

발은 벽에
닿도록 한다.

● 누운 나비 자세(29쪽)에서처럼 발바닥을 맞댄다. 뒤꿈치끼리 서로 밀면서 골반을 벌리고
무릎은 벽 쪽으로 가까이 가져간다.

＊ 호흡을 몇 차례 반복하는 동안 자세를 유지했다가 처음 자세로 돌아간다.

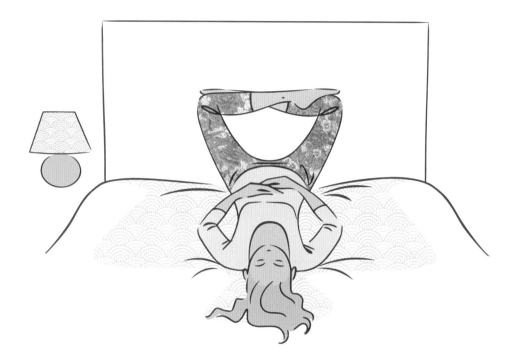

- 처음 자세에서 양다리를 교차해 삼각형을 만든다. 이때 양발은 무릎과 같은 높이에 있어
  야 한다. 나리는 벽에 붙인 상태로 엉덩이를 벽 쪽으로 밀어서 징수리를 위로 뻗는다.

↻ 호흡을 몇 차례 반복하면서 자세를 유지했다가 다리를 반대 방향으로 교차한다.

✳ 무릎은 벌린 상태로 벽 쪽으로 가까이 가져간다.

> 손바닥을 엉덩이 옆 벽에 닿도록 하면 더 강한 자극을 느낄 수 있습니다.

10. 물고기 자세

흉곽을 열어 깊은 호흡을 하게 하는 자세.

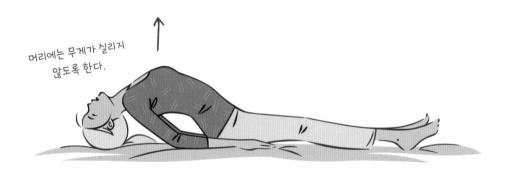

머리에는 무게가 실리지
않도록 한다.

- 등을 대고 길게 누워 팔을 모아 몸 아래에 놓는다. 이때 손바닥은 매트리스 쪽을 향하게 한다. 어깨를 모으려면 팔꿈치끼리 가깝게 좁힌다.

- 숨을 들이쉬면서 가슴을 들어올리고 정수리는 매트리스에 닿게 한다. 이때 팔뚝과 등 근육으로 머리를 지탱해야 한다. 다리는 모으고 발목은 쭉 편다. 머리에는 무게가 실리지 않았는지 확인하기 위해 매트리스에서 살짝 떼봐도 좋다. 호흡을 충분히 여러 번 반복한 후 머리를 들어올리면서 자세를 풀어준다.

귀와 어깨가 서로 멀어지도록 합니다.

엎드린 자세

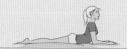

아기와 어린이는 엎드려서 자는 걸 좋아한다. 하지만 성년에 이르면 우리는 이 자세를 더는 취하지 않게 되는데, 요가 자세로 다시 해보면 쾌적하고 안락함을 느낄 수 있을 것이다.

1. 악어 자세

쉽게 잠들 수 있도록 돕는 이완 자세.

등은 힘을 뺀 상태로 둔다.

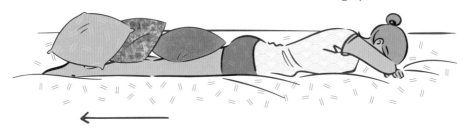

● 엎드린 다음 팔뚝을 교차해 쿠션처럼 이마 아래 받치거나 정수리 바로 위에 놓는다.

● 다리는 긴장을 풀어 뻗고, 발끝은 안쪽으로 돌려 발가락끼리 맞닿게 한다.

● 편하게 자세를 취할 수 있다면 얼굴을 왼쪽으로 돌려 호흡을 몇 차례 반복한 후 오른쪽으로도 돌려 똑같이 한다.

응용

● 다리를 살짝 벌리고 뒤꿈치가 바깥을 향하게 한 상태로도 동일한 자세를 실행해볼 수 있다.

● 베개를 약간 단단하게 말아 팔뚝 아래에 놓고 이마를 베개 끝에 기대면 어깨를 더 벌리고 목덜미의 긴장을 더 잘 풀어줄 수 있다.

● 베개를 평평하게 해서 가슴 아래 놓고 몸의 긴장을 풀되 팔뚝은 얼굴 앞으로 교차한다. 그 상태로 호흡을 충분히 해주면 복부를 스트레칭하는 효과가 있다.

● 베개를 빼고 팔뚝은 교차한 채로 몸을 왼쪽, 오른쪽으로 굴린다. 이렇게 흔들어주면 전신의 앞쪽을 마사지하는 효과가 있다.

2. 엎드려 비틀기

어깨와 승모근을 열고 긴장을 풀면서 등을 넓혀주는 자세.

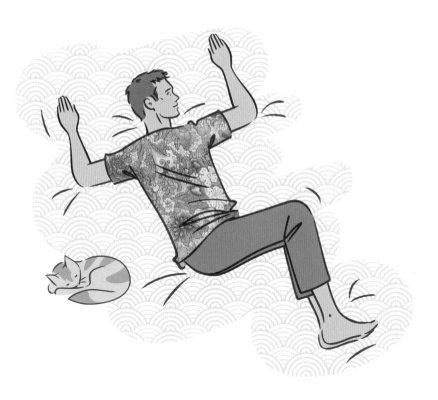

● 엎드려 누워서 팔은 선인장 자세(25쪽)를 취한다. 양쪽 무릎은 오른쪽으로 돌려 상반신과 직각을 이루는 높이까지 올리고 얼굴도 동일하게 오른쪽을 향하게 한다. 호흡을 몇 차례 반복하면서 자세를 유지한다.

✳ 이 자세가 너무 고통스러울 경우 무릎을 덜 올리거나 위쪽 무릎만 올린다.

✳ 양팔을 십자가처럼 옆으로 벌리면 좀 더 편안하게 동작을 할 수 있다.

✳ 납작한 베개를 가슴 아래 놓으면 좀 더 강하게 비틀림을 느낄 수 있다.

↻ 방향을 바꿔서 반복한다.

귀와 어깨가 서로 멀어지도록 합니다.

3. 아기 자세

복부가 허벅지 위에서 이완되는 것과
어깨의 긴장이 풀어지는 것을 느낄 수 있는 휴식 자세.

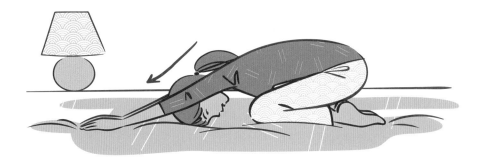

- 매트리스 위에 무릎을 꿇고 엉덩이를 뒤꿈치 위에 얹은 후 가슴을 허벅지 위로 길게 늘여 준다. 이때 이마는 매트리스에 닿게 한다. 손을 정수리 앞으로 뻗어 상반신과 팔을 길게 늘여준다.

✳ 편안하게 자세를 취하기 위해 베개를 가슴과 다리 사이에 놓아도 좋다.

✳ 손은 앞으로 뻗은 채 양쪽 엄지 발가락을 맞닿게 하면서 무릎을 벌려 자세를 취할 수도 있다.

✳ 가슴을 최대한 늘이려면 팔을 나란히 뻗은 상태로 가슴이 오른쪽을 향하게 해서 호흡하고 반대쪽도 똑같이 해준다.

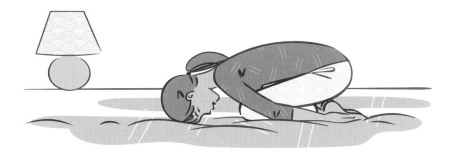

● 양팔을 다시 다리 쪽으로 가져온 다음 양팔을 각각 접은 다리 옆으로 미끄러뜨리듯 놓는다. 이때 손바닥은 하늘을 향하게 한다.

✻ 팔 스트레칭 동작을 추가할 수도 있다. 양팔을 등 뒤로 모은 후 가능한 한 높이 들어서 호흡을 몇 번 반복하는 동안 유지했다가 내린다.

4. 스핑크스 자세

몸의 앞쪽, 특히 등 윗부분을 늘이는 자세.

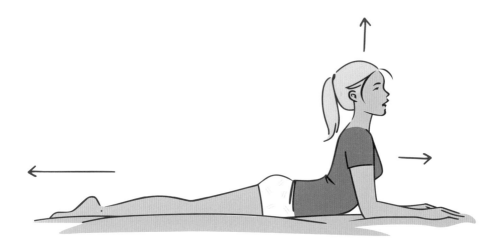

- 엎드려서 팔꿈치는 어깨 아래에, 손은 몸 앞에 두고 가슴을 앞쪽을 향하게 위로 들어올린다. 이때 어깨는 귀에서 멀어지도록 내린다.
- 자세를 취한 채로 호흡을 여러 번 깊게 반복한다.

발목을 쭉 펴고 손바닥을 바닥에 빈틈이 없도록 누릅니다.

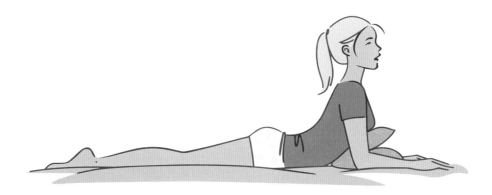

응용

● 처음 자세에서 가슴 밑에 베개를 하나 두고 팔꿈치의 위치를 약간 앞으로 옮긴다. 등 곡선
  이 좀 더 완만해지면서 자세를 유지하는 데 힘이 덜 들게 된다.

5. 코브라 자세

배꼽부터 쇄골까지 이르는 상반신을 늘이는 자세.
허리를 보호하려면 팔꿈치를 굽혀도 좋다.

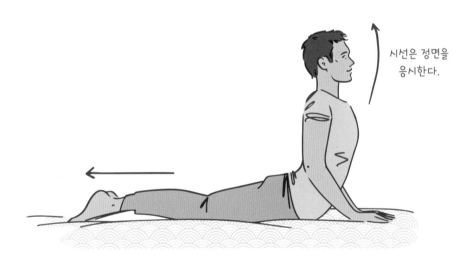

시선은 정면을
응시한다.

● 두 손은 어깨 위치보다 약간 앞에 둔다. 목은 쭉 펴고 어깨는 낮게 유지하면서 상반신은 가슴을 앞쪽으로 내밀어 둥글게 말아주되 지나치게 휘지 않도록 한다.

발목을 쭉 펴고 손바닥을 바닥에 빈틈이 없도록 누릅니다.

귀와 어깨가 멀어지게 합니다.

몸이 펼쳐지는 동작에서는 반드시 귀와 어깨가 멀어지도록 해야 합니다. 그렇지 않으면 목이 경직되어 호흡이 곤란해질 수 있고, 허리와 손목을 다칠 수도 있습니다.

손바닥과 발바닥(또는 발등)을 바닥에 빈틈이 없도록 누릅니다.

손바닥으로 바닥을 지지하는 동작의 경우, 손을 바닥에 밀착시키면 손목의 부상을 방지할 수 있고 어깨를 정렬하는 데에 도움이 됩니다. 발바닥으로 바닥을 밀어야 하는 동작이나 발등이 바닥에 닿아야 하는 동작을 할 때도 반드시 발이나 발등이 바닥에 밀착되어야 합니다. 그래야 허리 부상을 막을 수 있습니다. 또한 골반이 더 잘 정렬되고, 허벅지 근육도 강화할 수 있습니다.

6. 고양이 자세

등을 이완시키면서 덥히는 자세.

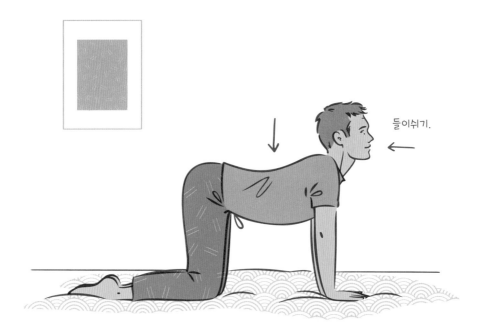

들이쉬기.

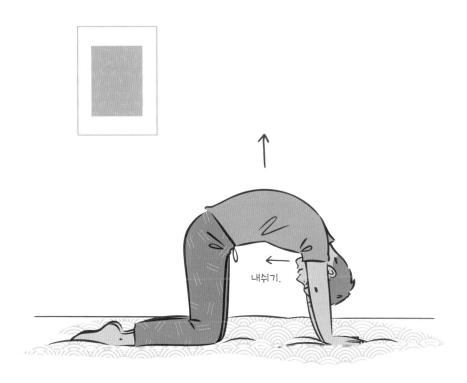

내쉬기.

- 팔과 다리를 가슴너비만큼 벌리고 네발로 기는 듯한 자세를 잡는다. 숨을 들이쉬면서 등을 내리고 머리를 든다. 내쉬면서는 등을 위쪽으로 구부리고 머리를 매트리스 방향으로 떨군다.

- 두 동작을 여러 번 활기차게 반복한다. 들숨에는 공기로 폐를 가득 채운 채로, 날숨에는 폐를 완전히 비운 채로 각각 몇 초씩 유지한다.

7. 반활 자세

허벅지 앞쪽을 늘이고 가슴을 열어주는 자세.

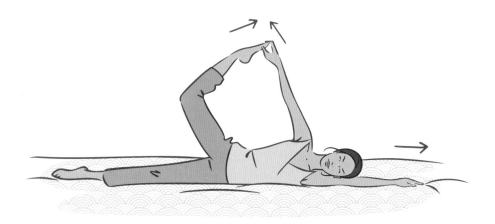

● 왼쪽 옆으로 누워 바닥에 닿는 쪽의 팔과 다리는 길게 뻗는다. 오른쪽 발가락을 오른손으로 잡는다. 오른쪽 팔과 다리를 들어올린다.

＊ 호흡을 몇 차례 반복하면서 자세를 유지한다.

↻ 방향을 바꿔 동작을 반복한다.

귀와 어깨가 서로 멀어지도록 합니다.

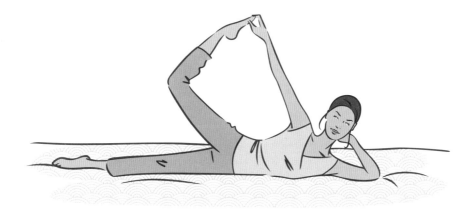

● 팔뚝을 매트리스에 대고 머리를 받쳐도 된다.

응용

● 엎드려 오른팔은 앞으로 뻗고 왼손으로 왼쪽 발목을 잡는다.

● 허벅지 근육이 완전히 늘어날 때까지 발목을 엉덩이와 멀어지게 한다.

● 귀와 어깨를 멀어지게 하며 가슴을 팔꿈치 쪽으로 당긴다.

↻ 방향을 바꿔 동작을 반복한다.

8. 활 자세

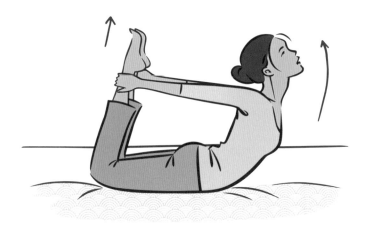

● 반활 자세에 익숙해지면 활 자세를 시도해도 좋다. 엎드린 자세에서 양손으로 양쪽 발목
  이나 발등을 붙잡고 숨을 마시면서 다리와 가슴을 동시에 들어올린다.

✱ 호흡을 몇 차례 반복하면서 자세를 유지한다.

9. 개구리 자세

골반을 열고 등을 늘여주는 자세.

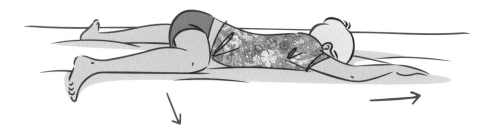

● 매트리스 위에 무릎을 꿇는다.

● 숨을 내쉬면서 허벅지를 최대한 벌린다. 발이 종아리와 직각을 이루게 하고 발끝은 바깥쪽을 향하게 하다. 가슴은 긴장을 푼 상태로 이마는 매트리스를 누르고 손은 머리 앞쪽으로 둔다.

● 무릎은 엉덩이와 같은 높이를 유지한다.

✳ 골반을 더 열어주려면 엉덩이를 뒤로 빼주고 자극을 덜어주려면 앞으로 밀어준다.

응용

● 좀 더 편하게 하려면 발바닥을 붙이고 가슴 밑에 가로로 높은 베개를 깔고 스핑크스 자세처럼 팔꿈치를 접어 모아준다.

10. 비둘기 자세

골반을 열고 부드럽게 풀어주는 자세.

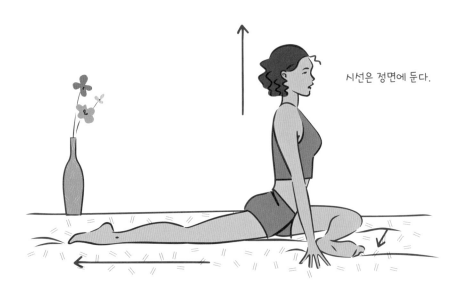

시선은 정면에 둔다.

- 무릎을 꿇는다. 오른쪽 다리를 뒤로 길게 뻗고 왼쪽 다리는 접어서 앞으로 가져온다. 양쪽 골반을 나란히 정렬하고 왼쪽 무릎은 가능한 한 직각이 되도록 벌린다.

- 가슴을 곧게 펴 늘인다.

귀와 어깨가 서로 멀어지도록 합니다.

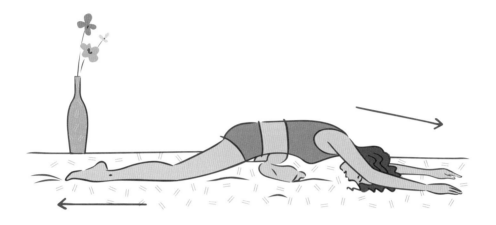

● 호흡을 여러 차례 반복한 후 숨을 내쉬면서 접은 쪽 다리 위로 몸을 펴 엎드린다. 자세를
  유지한 채 호흡을 몇 차례 반복하고 숨을 들이쉬면서 몸을 일으킨다.

● 뒤쪽에 있는 다리의 새끼발가락이 바닥에 닿게 하고 왼쪽 엉덩이도 서서히 바닥에 닿게
  한다.

↻ 방향을 바꿔 동작을 반복한다.

✱ 등허리가 너무 당길 경우 가슴은 앞으로 살짝만 숙여서 등 위쪽을 펴준다.

> 귀와 어깨가 서로 멀어지도록 합니다.

11. 어깨 스트레칭

어깨를 부드럽게 해주고 목덜미의 긴장을 이완시켜주는 자세.

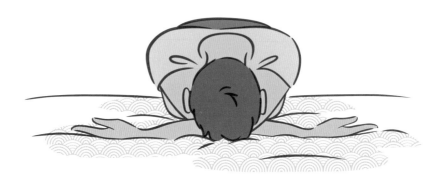

- 엎드려서 팔꿈치로 매트리스를 누르고 팔뚝은 몸 앞으로 가져온다. 오른손으로 왼쪽 어깨를, 왼손으로는 오른쪽 어깨를 잡는다.

- 숨을 내쉬면서 양팔을 각각 옆으로 뻗는다. 이때 손바닥은 하늘로 향하게 한다. 이마가 매트리스에 닿을 수도 있다.

- 날개뼈가 서로 멀어지게 하고 목이 조이지 않게 한다.

✳ 어깨가 너무 당기면 이마 밑에 베개를 놓고 자세를 취한다.

> 귀와 어깨가 서로 멀어지도록 합니다.

12. 목덜미와 어깨 스트레칭

매트리스와 바닥사이 허공을 활용해 목덜미와 어깨를 이완시켜주는 자세.

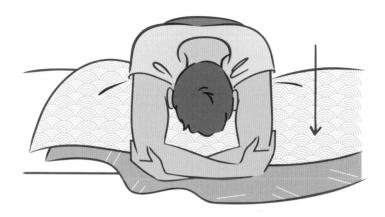

- 침대 가장자리에 자리를 잡고 엎드려 누워 머리와 어깨가 매트리스 밖으로 나오도록 한다.

- 팔을 아래로 늘어뜨려 양손으로 반대쪽 팔꿈치를 잡는다.

- 목덜미의 긴장을 풀고 호흡을 몇 차례 반복한다.

↻ 팔을 반대로 교차한다.

귀와 어깨가 서로 멀어지도록 합니다.

앉은 자세

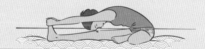

누운 자세보다 긴장을 더 하게 되는 자세로 꼬리뼈에서 정수리 끝까지 곧게 펴
는 데 도움이 된다.

1. 벽 스트레칭

몸 전체를 덥히고 몸에 활력을 불어넣는 호흡을
느낄 수 있는 스트레칭 자세.

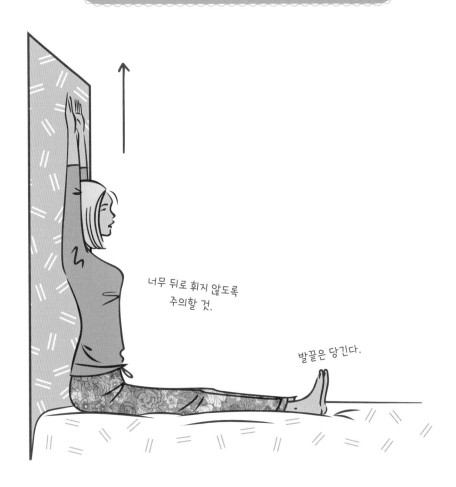

너무 뒤로 휘지 않도록
주의할 것.

발끝은 당긴다.

- 등을 벽에 대고 앉아 엉덩이는 매트리스와 벽에 밀착한 채로 다리를 뻗고 발끝을 당긴다. 팔은 위로 뻗어 등과 팔이 벽에 밀착되게 한다.

- 너무 어려우면 무릎을 약간 접거나 책상다리를 하고 앉는다. 등은 곧게 유지한다. 손은 깍지를 껴 손바닥은 천장을 향하게 하고 엄지손가락끼리 맞닿도록 할 수도 있다. 호흡을 몇 번 반복하면서 스트레칭을 한다. 어깨는 귀와 멀어지도록 내린다.

응용

- 역동적인 자세: 날숨에 양쪽 팔을 벽을 따라 천천히 내렸다가 들숨에 올린다. 흉곽이 함께 올라갔다가 내려가는 것을 확인한다.

- 더 강한 자세: 어깨는 벽에 닿게 하고 날개뼈를 모아 날개뼈 사이에 탁구공이 들어갈 정도의 빈 공간을 만든다. 등이 굽으려고 하면 엉덩이 쪽에 베개를 놓거나 다리를 약간 접는다. 호흡을 몇 차례 반복하는 동안 등을 곧게 펴서 자세를 유지한다. 이때 팔은 천장을 향해 뻗거나 엉덩이 양옆으로 내려 매트리스 위에 놓는다.

2. 전방향 이완 자세

등뿐 아니라 엉덩이까지 이완시키고 늘여주는 자세.

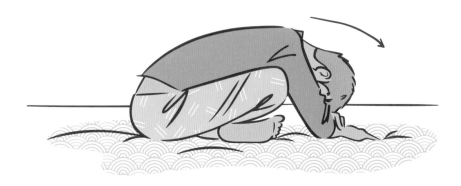

- 책상다리를 하고 앉아 숨을 내쉬면서 상반신을 앞쪽으로 숙인다. 등을 굽히지 않고 길게 빼도록 유의한다. 가슴을 다리 위에 기대고 호흡을 여러 번 반복한다.

↻ 몸을 세워서 다리를 반대 방향으로 교차한 다음 동작을 반복한다.

✳ 무릎 위에 베개를 놓아 복부는 베개에 붙인 채로 가슴을 받쳐서 등을 늘인다. 이러면 등을 더 수월하게 뻗을 수 있다.

3. 거북이 자세

등과 넓적다리 스트레칭에 좋은 자세.

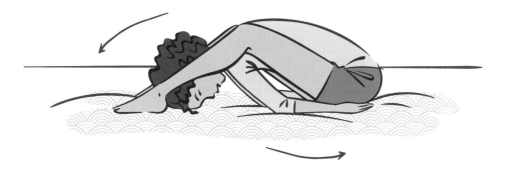

- 다리는 살짝 벌려 몸 앞쪽에 두고 발바닥으로 매트리스를 짚은 채 몸을 앞으로 늘인다.

- 숨을 내쉬면서 빌목을 집아 등허리를 길게 늘린디.

- 이어서 두 팔을 허벅지 아래로 내려 엉덩이 뒤쪽으로 최대한 뻗는다.

✳ 호흡을 몇 차례 반복하면서 자세를 유지한다.

응용

- 할 수 있다면 양손을 등 뒤로 맞잡는다.

4. 나비 자세

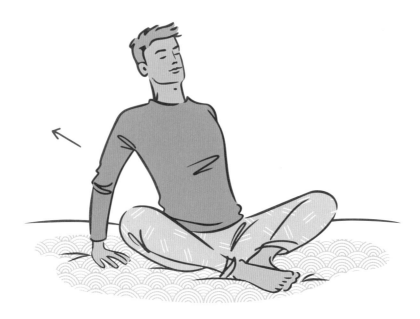

- 책상다리로 앉아 발바닥을 서로 맞대 골반을 열어준다. 손이나 팔꿈치로 무릎을 천천히 눌러서 조금씩 내려도 좋다.

- 이어서 숨을 들이쉬면서 등을 뒤쪽으로 뻗어준다. 이때 팔도 뻗어 손으로 매트리스를 짚고 가슴은 약간 앞으로 내민다. 호흡을 몇 차례 반복하는 동안 자세를 유지한다.

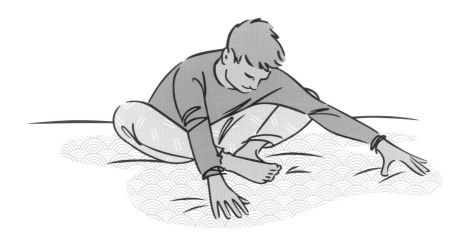

● 다음에는 숨을 내쉬면서 상반신을 앞으로 움직이되 등을 최대한 뻗은 채로 유지한다. 팔은 최대한 앞으로 뻗는다. 머리는 앞으로 떨어뜨린다.

✳ 손이 앞으로 가 있는 자세를 취하는 동안 매트리스 가장자리를 붙잡고 그 힘을 빌려 등허리를 더 늘려도 좋다.

5. 뒤집은 V 자세

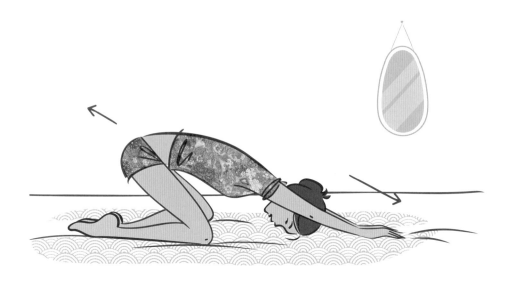

● 무릎을 꿇고 앉아 엉덩이를 들어올리고 가슴을 앞쪽으로 늘여 뻗는다. 이때 이마는 매트
리스에 닿고 팔도 앞쪽으로 뻗어야 한다.

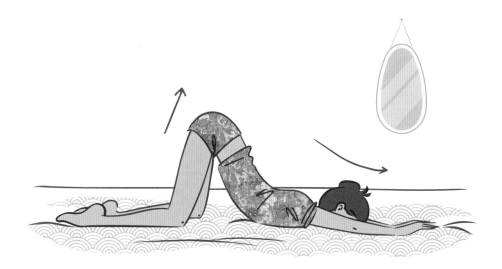

● 이어서 균형이 무너지지 않을 정도까지 엉덩이를 높이 들어올린다. 엉덩이의 위치가 무릎보다 약간 앞쪽으로 와도 괜찮다. 등을 늘이고 가슴은 매트리스에 기댄다.

＊ 호흡을 몇 차례 반복하면서 자세를 유지한다.

귀와 어깨가 서로 멀어지도록 하고 손바닥을 바닥에 빈틈이 없도록 누릅니다.

6. 다리 뻗은 전굴 자세

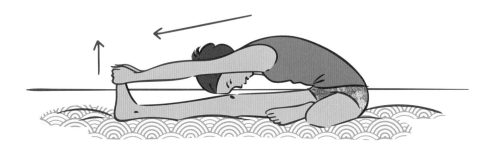

한 다리 뻗은 전굴 자세

- 오른쪽 다리는 앞으로 뻗고 왼쪽 다리는 접어서 왼발이 서혜부와 수직을 이루도록 한다.

- 가슴을 위로 곧게 세우고 팔은 머리 위로 뻗었다가 숨을 내쉬면서 앞으로 뻗은 다리 쪽으로 몸을 편다. 가능하면 발, 종아리나 정강이를 손으로 붙잡는다.

- 골반부터 시작해 가슴까지 상반신을 앞으로 기울이고 등이 휘어지지 않도록 유의하면서 길게 편다.

- 뻗은 다리 뒤꿈치를 앞으로 민다.

↻ 방향을 바꿔 동작을 반복한다.

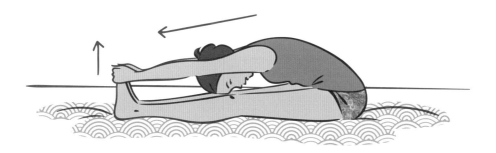

두 다리 뻗은 전굴 자세

● 양다리를 앞쪽으로 뻗는다.

● 가슴과 팔을 위로 최대한 늘인 후 가슴을 다리 쪽으로 기울인다. 가능하면 발이나 종아리를 손으로 붙잡는다.

● 이 동작이 어렵다면 무릎을 약간 접거나 스카프 또는 허리띠를 발바닥에 걸어 잡아당겨도 좋다.

● 등허리를 늘여준다. 필요하다면 베개를 허벅지 밑에 대서 허리가 굽지 않도록 지탱해준다.

응용 1

● 가슴은 가볍게 구부린 다리에 밀착시키고 팔뚝은 무릎 밑으로 모은다. 이 상태에서 가슴을 고양이 자세(46쪽)로 반복해서 움직인다.

<u>응용 2</u>

● 가슴 스트레칭과 비틀기를 추가하려면 다리를 양쪽으로 벌렸다가 오금은 매트리스를 누른 채 왼발을 서혜부 쪽으로 가져온다. 오른쪽 다리 위로 몸을 길게 늘이면서 왼팔이 머리 위에서 아치를 그리도록 한다.

● 등을 넓혀 허리와 어깨 높이를 같게 하면서 몸통을 왼편으로 돌린다. 가능하다면 왼손으로 오른발의 새끼발가락을 잡는다.

● 자세를 유지하면서 호흡을 충분히 여러 번 반복해 왼쪽 옆구리가 늘어나는 것을 느낀다.

↻ 방향을 바꿔 동작을 반복한다.

✳ 동작이 너무 어려울 경우 벌려진 다리를 살짝 구부려도 괜찮다.

> 귀와 어깨가 서로 멀어지도록 합니다.

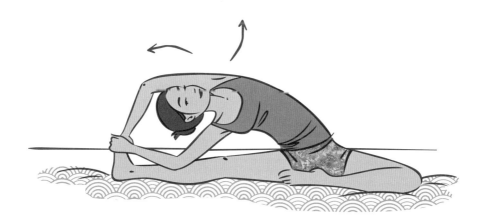

69

7. 앉은 자세로 비틀기

비틀림으로 등의 운동성을 회복시키면서 척추를 늘이는 자세.

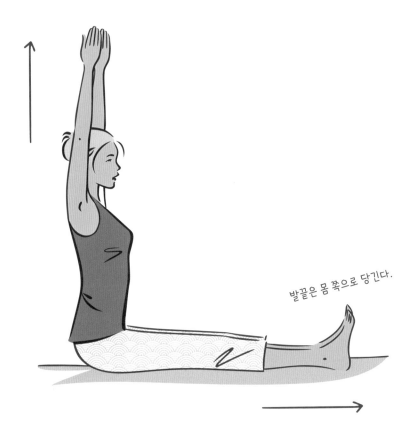

발끝은 몸 쪽으로 당긴다.

● 매트리스 위에 앉아 다리는 붙여서 펴고 발끝은 몸 쪽으로 당긴다. 등은 곧게 편 상태로 팔을 들면서 숨을 들이쉰다.

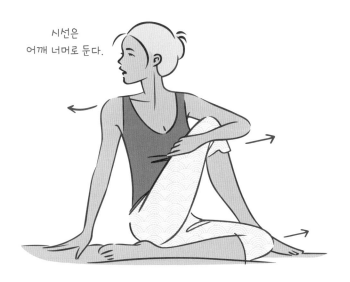

시선은
어깨 너머로 둔다.

- 숨을 내쉬면서 오른쪽 다리를 접어 오른쪽 발을 왼쪽 다리 바깥에 놓는다. 왼쪽 다리를 접어 발을 엉덩이 쪽으로 가져간다. 왼손으로 오른쪽 무릎을 집고 오른손은 등 뒤에 놓는다.

- 시선은 오른쪽 어깨 너머로 향한다.

- 등을 펴고 왼쪽 갈비뼈를 구부린 쪽 무릎과 가까이 하면서 호흡을 여러 번 반복한다.

↻ 방향을 바꿔 동작을 반복한다.

귀와 어깨가 서로 멀어지도록 합니다.

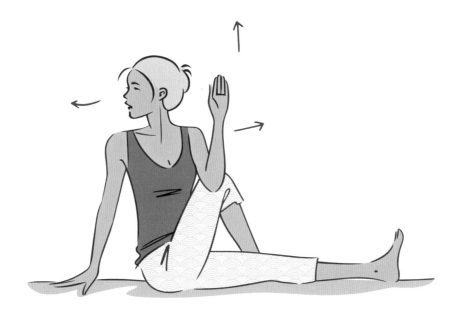

응용

● 일단 앞의 자세를 취한 후 왼쪽 팔꿈치를 오른쪽 무릎 바깥에 대고 오른쪽 무릎을 누른다.

✳ 좀 더 편하게 자세를 취하려면 왼쪽 다리를 뻗어준다. 이때 발끝은 몸 쪽으로 당긴다.

↻ 방향을 바꿔 동작을 반복한다.

이렇게도 한번 해보세요!
변형 물고기 자세

가슴을 활짝 열어 시원하게 스트레칭을 하는 자세입니다.

- 침대 가장자리에 자리를 잡고 등을 대고 눕는다.
- 날개뼈 바로 아랫부분이 침대 모서리에 걸쳐지게 하여 머리와 어깨가 매트리스 밖으로 나오도록 한다.
- 양팔을 V자 형태로 만들어 머리 위로 쭉 펼친다.
- 가슴이 열리는 게 느껴지도록 하고 어깨와 목의 긴장을 푼다.
- 10~30회 호흡을 반복한다.

응용

- 위 자세를 했을 때 편안하다면, 좀 더 강화된 자세로 넘어갈 수 있다.
- 팔을 좁혀 11자로 만들어서 10~30회 호흡을 한다.
- 11자 자세가 편하게 느껴진다면, 양손으로 팔꿈치를 맞잡는다.
- 양팔의 간격이 좁아질수록 옆구리가 더 늘어나는 게 느껴질 것이다.

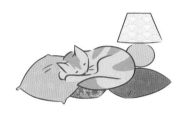

8. 누운 영웅 자세

허벅지 앞쪽과 몸 전체의 앞쪽 라인을 스트레칭 하는 자세.

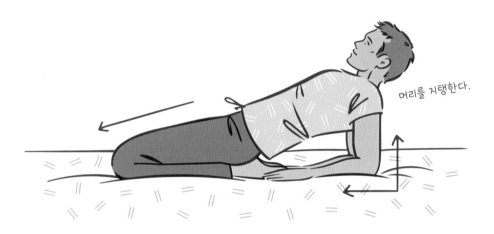

머리를 지탱한다.

- 발꿈치 위에 앉아 등을 편 상태로 몸을 눕혀 팔꿈치가 매트리스에 닿고 손바닥은 발 근처를 짚도록 한다.
- 발목은 반듯하게 11자로 편다.
- 엉덩이 근육의 긴장을 풀면서 깊게 호흡한다.

귀와 어깨가 서로 멀어지도록 합니다.

등이 매트리스에 닿게 한다.

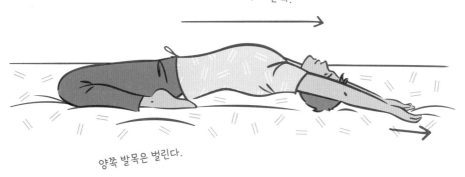

양쪽 발목은 벌린다.

✳ 무릎에 불편함이 느껴지지 않는다면 양발을 벌리고 엉덩이를 매트리스에 붙인 채 이 자세
를 실행해도 좋다.

✳ 이 자세를 쉽게 했다면 등을 대고 누워 팔을 뒤로 뻗어본다. 무리할 필요는 없고 무릎 부위
에 조금이라노 불편함이 느껴시년 바로 멈춘나. 날개뼈 아래에 베개들 놓고 동삭을 해노
좋다.

✳ 팔뚝을 매트리스에 누르고 복근에 힘을 주면서 천천히 몸을 일으킨다.

9. 보트 자세

몸 전체에 활력을 줄 수 있는 균형 잡힌 자세.

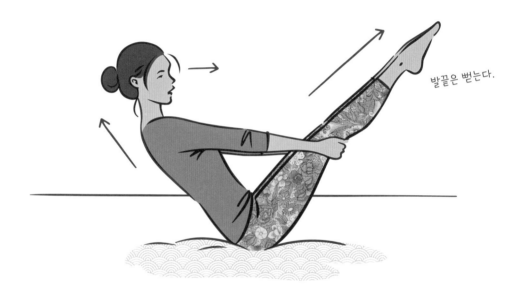

발끝은 뻗는다.

- 다리를 앞으로 뻗고 등은 곧게 세우고 손은 매트리스에 놓고 앉는다. 등은 곧게 편 채 뒤로 기울이면서 팔을 앞으로 뻗고 다리를 들어올린다.

- 배와 허벅지 힘으로 몸을 지탱해 균형을 잡고 몸이 V자가 되게 한다.

- 팔은 다리를 잡거나 앞으로 뻗는 것 중 더 편한 쪽을 선택한다.

※ 다리를 뻗은 채로 유지하는 것이 힘들다면 다리를 접어 정강이를 바닥과 수평으로 유지해도 괜찮다.

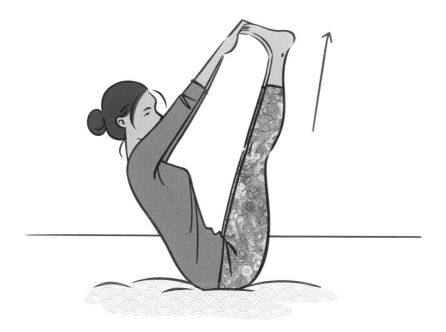

● 기본 보트 자세가 익숙해지면, 엉덩이로 균형을 유지한 상태에서 양쪽 엄지발가락을 엄지와 검지 손가락으로 잡는다. 이때 등은 계속 곧게 펴고 다리는 뻗은 상태여야 한다. 양 다리는 모아도 되고 어깨너비 2배로 벌려도 된다.

✳ 침대 위에서 할 수 있는 몇 안 되는 균형 자세이기도 하다!

10. 토끼 자세

목덜미를 늘여주는 자세.

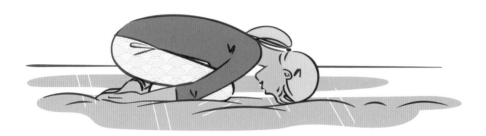

- 먼저 아기 자세(40쪽)를 취한다.

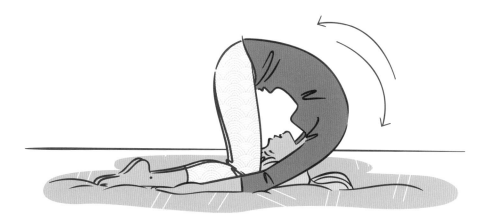

● 이어서 엉덩이를 들고 등을 둥글게 말아 머리를 매트리스 위에 두고 손은 각각 양쪽 종아리 옆에 놓는다. 가능하다면 발목을 잡아도 좋다.

✳ 이 동작을 움직이는 방식으로 여러 번 반복할 수 있다. 머리 뒤통수에 양손 깍지를 끼고 새끼손가락이 바닥에 닿게 한다. 호흡을 여러 차례 반복하는 동안 엉덩이를 든 채 자세를 유지하며 목덜미를 이완시킨다.

11. 소머리 자세

겨드랑이를 늘이고 등을 곧게 세워주는 자세.

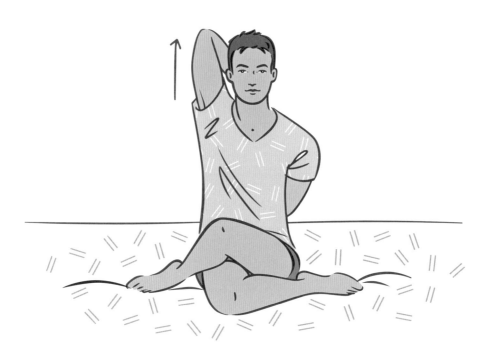

● 엉덩이를 매트리스에 대고 앉아 왼쪽 다리를 오른쪽 다리 위로 교차한다. 이때 양쪽 무릎은 겹치고 양발은 각각 엉덩이 옆으로 가져온다.

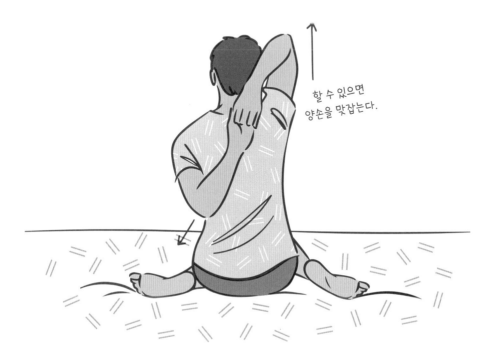

할 수 있으면
양손을 맞잡는다.

● 오른팔을 머리 옆으로 들었다가 팔꿈치를 접어 손을 등 위쪽으로 가져온다. 왼팔은 등 뒤로 접은 후 숨을 들이쉬면서 양손을 등 가운데서 맞잡는다.

● 겨드랑이가 늘어나고 등과 머리는 일직선을 이룬다. 손을 맞잡는 것이 안 되면 허리띠를 이용한다. 몇 차례 호흡을 반복하면서 자세를 유지한다.

● 골반이 불안정하다면 베개를 엉덩이 밑에 깔아준다.

↻ 다리와 팔의 교차 방향을 바꿔서 몇 차례 호흡을 반복하며 자세를 유지한다.

귀와 어깨가 서로 멀어지도록 합니다.

12. 반 연꽃 자세

바르게 앉은 자세를 취하게 해주는 자세.

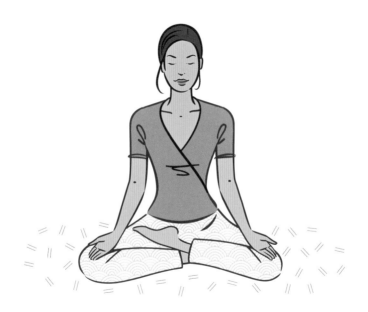

- 책상다리로 앉은 채로 왼발을 오른쪽 팔꿈치 안쪽에 놓고 정강이를 두 팔로 감싼 후 등을 곧게 세운 상태로 아기를 팔에 안은 것처럼 다리를 안고 몸 앞에서 흔든다.

- 이 동작을 불편함 없이 할 수 있으면 접은 오른쪽 다리의 서혜부 높이에 왼발을 놓는다. 오른발은 바깥쪽으로 뻗지 말고 몸 쪽으로 당겨야 한다.

↻ 방향을 바꿔 동작을 반복한다.

귀와 어깨가 서로 멀어지도록 합니다.

연꽃 자세

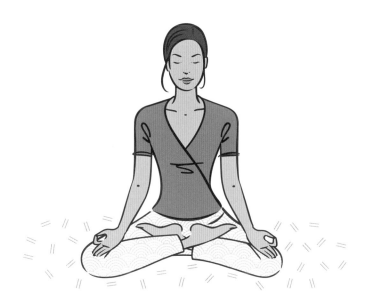

● 앞선 동작을 쉽게 할 수 있다면 연꽃 자세를 시도해봐도 좋다. 왼발을 오른쪽 서혜부 위에 놓고, 오른발을 왼쪽 서혜부 위에 놓는다. 무릎이나 발에 통증이 느껴지면 즉시 중단한다.

✳ 무릎이 약한 사람의 경우는 시도하지 않는 것이 좋다.

> 호흡은 갈비뼈가 보일 만큼 깊게 마시고 내쉴 때는 갈비뼈가 덜 내려가게 하세요.

아침과 저녁의
요가 수련

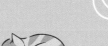

아침 수련

힘든 하루에 맞설 에너지를 끌어올리는 데 도움이 되는 아침 스트레칭 동작 사이클.

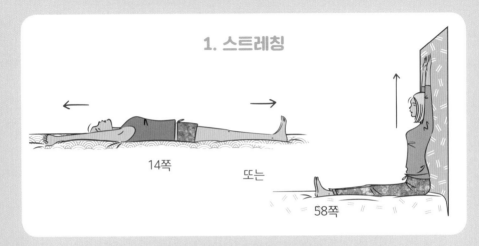

1. 스트레칭

14쪽

또는

58쪽

2. 나디 소다나 호흡 + 카팔라바티 호흡
(1분씩 2번, 중간에 몇 초 휴식)
104-106쪽

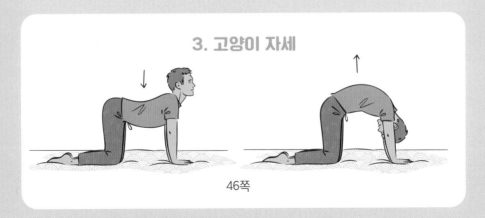

3. 고양이 자세

46쪽

4. 코브라 자세 또는 스핑크스 자세

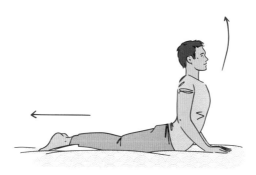

44쪽

5. 보트 자세

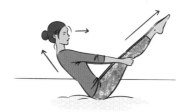

76쪽

6. 반 브리지 자세
또는 물고기 자세 또는 활 자세

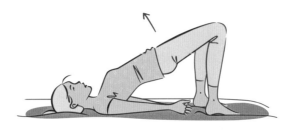

23쪽

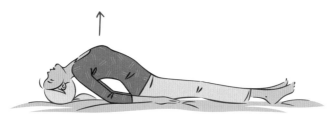

34쪽

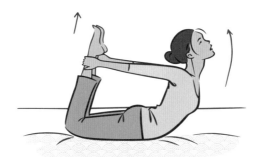

50쪽

7. 앉은 자세로 비틀기

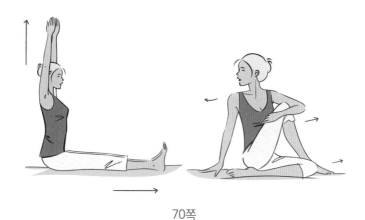

70쪽

8. 5~10분간의 명상 또는 강력한 자가 마사지

113쪽 또는 118쪽

매 동작 사이에 몇 초간의 휴식을 꼭 취한다.

저녁 수련

일과 활동 후에 몸의 중심을 다시 잡고 마음을 안정시키며 쌓인 긴장을 풀어 숙면을 취할 수 있도록 도와주는 이상적이고 간단한 저녁 운동 사이클.

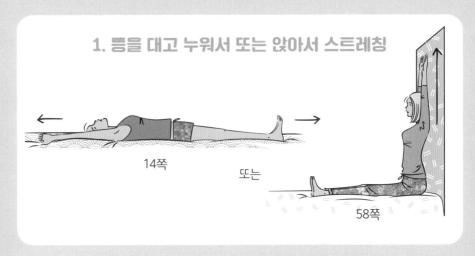

1. 등을 대고 누워서 또는 앉아서 스트레칭

14쪽

또는

58쪽

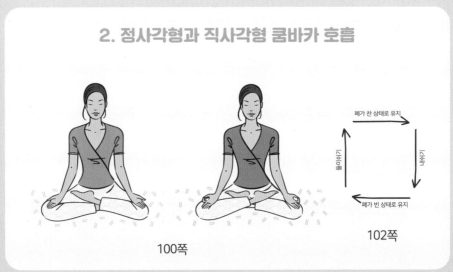

2. 정사각형과 직사각형 쿰바카 호흡

들숨 후 정지

폐가 찬 상태로 유지

날숨 후 정지

폐가 빈 상태로 유지

100쪽

102쪽

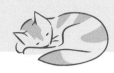

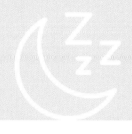

3. 아기 자세 또는 뒤집은 V 자세

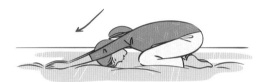

40쪽 또는 64쪽

4. 다리 뻗은 전굴 자세 또는 그 응용 자세 중 하나

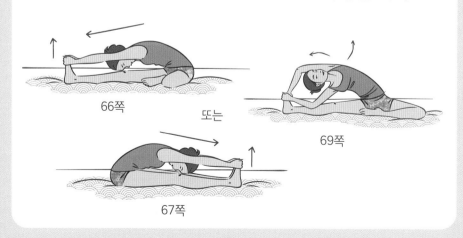

66쪽

또는

69쪽

67쪽

5. 비둘기 자세 또는 행복한 아기 자세

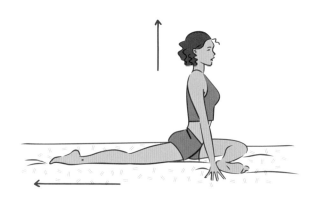

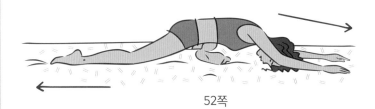

52쪽

또는

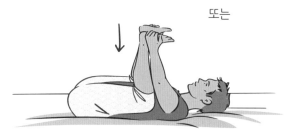

19쪽

6. 누워서 비틀기

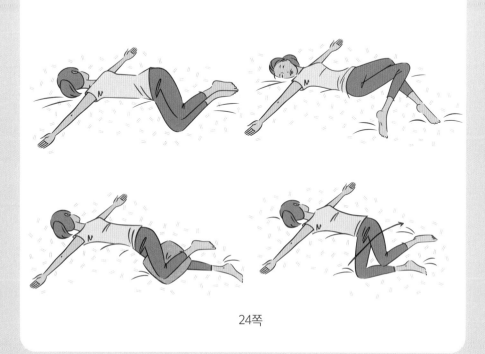

24쪽

7. 사바사나 호흡

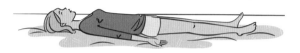

110쪽

매 동작 사이에 몇 초간의 휴식을 꼭 취한다.

보충 수련

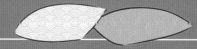

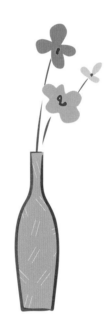

역동적 호흡 수련

침대에 다리를 교차하고 앉아서 할 수 있는 수련법이다. 등을 곧게 펴기 위해 엉덩이 밑에 쿠션을 깔고 앉아도 되고, 어깨는 힘이 들어가지 않도록 편하게 긴장을 푼다. 눈을 감고 실행하면 호흡에 더 잘 집중할 수 있고 주변의 소리나 불빛에 방해를 받아 수련 효과가 떨어지는 것을 막을 수 있다. 사바사나 호흡에서는 등을 대고 누워서 진행해도 좋다. (110쪽)

요가 호흡

산소를 몸에 공급해주는 완전하고 깊은 호흡.

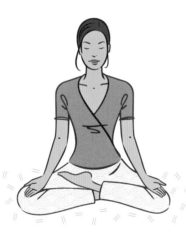 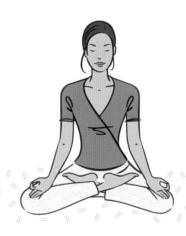

- 다리는 책상다리로 교차시켜 앉는다. 반 연꽃 자세(82쪽)나, 가능할 경우 연꽃 자세(83쪽) 를 취해도 좋다. 완전한 호흡(들이쉬기 + 내쉬기)을 여러 차례 반복한다.

- 숨을 들이쉴 때는 흉곽에 공기를 가득 채워 쇄골까지 차도록 한다. 몇 초 동안 폐에 공기가 찬 상태로 유지한다. 내쉴 때는 복부와 흉곽을 비우고 쇄골을 아래로 내린다. 다음 숨을 들 이쉬기 전에 몇 초간 폐가 빈 상태로 유지한다. 들숨과 날숨의 시간이 동일하도록 유의한다.

- 호흡을 의식한다. 공기가 드나드는 것을 천천히 느끼면 마치 몸속이 마사지되는 것처럼 마음이 아주 편안해진다.

우짜이 호흡

후두로 쉬는 숨의 흐름에 집중하는 심호흡.

- 얼굴과 턱뼈, 입술의 긴장을 푼다. 성대를 긴장시켜 숨을 들이쉴 때와 내쉴 때 모두 목구멍에서 귀에 들릴 정도의 '슈우'하는 소리가 날 수 있도록 한다.

- 수련을 더 잘 이해하려면 얼굴 앞에 있는 거울이나 유리에 김을 내뿜을 때처럼 입을 열고 숨을 내쉰다.

- 이어서 입을 다물고 콧구멍으로 숨을 내쉬며 연습하되 목구멍 뒤로 지나가는 공기와 그러면서 나는 낮은 소리에 집중한다.

- 숨을 들이쉴 때는 공기가 배꼽에서 목구멍까지 올라오는 것을 머릿속으로 그려보고, 내쉴 때는 목구멍에서 배꼽으로 내려가는 것을 그려본다. 들숨과 날숨의 시간을 동일하게 맞춘다.

이 호흡은 몸 전체의 산소 흐름을 원활하게 해 혈압을 조절해준다.

쿰바카 호흡(정사각형)

차분해지게 하고 집중하는 데 좋은 호흡.

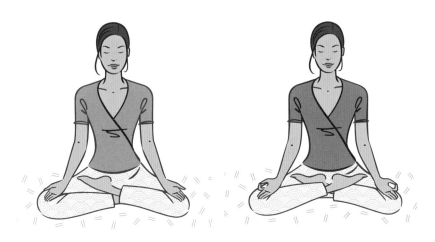

● 손은 평평하게 펴서 무릎 위에 얹거나 친 무드라(엄지와 검지를 맞대고 손바닥이 하늘을 보게 만드는 자세)를 하고 숨을 천천히 들이쉬면서 넷을 센다. 폐에 공기가 찬 상태로 넷을 센 후 천천히 규칙적으로 숨을 내쉬면서 넷을 센다. 폐가 빈 상태로 다시 넷을 센다.

목과 어깨의 힘이 아닌 배의 힘이나 횡격막의 힘으로 숨을 참아야 합니다.

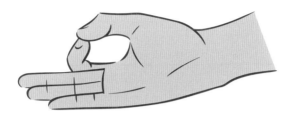

● 숨을 들이쉴 때는 공기가 척추를 따라 꼬리뼈에서 정수리 끝까지 올라오는 것을 머릿속에 그린다. 폐에 공기를 채운 채 숨을 멈추는 동안 이 점에 주의를 집중한다. 숨을 내쉴 때는 공기가 척추를 따라 꼬리뼈까지 내려가는 것을 떠올린다. 폐가 빈 채로 숨을 멈추는 동안 이 점에 주의를 집중한다.

● 셋을 세거나 다섯 또는 여섯을 세는 것으로 리듬을 바꿀 수도 있다. 본인에게 편안하게 느껴지는 쪽으로 선택하면 된다.

● 정사각형을 떠올려도 좋다. 숨을 들이쉴 때는 왼쪽 아래에서 시작해 왼쪽 위로 올라간다고 생각한다. 폐를 채운 채 숨을 멈추는 동안은 왼쪽 위에서 오른쪽 위, 숨을 내쉴 때는 오른쪽 위에서 오른쪽 아래로 내려오는 것을 떠올려본다. 폐가 빈 채로 숨을 멈추고 있을 때는 오른쪽 아래에서 왼쪽 아래로 가는 것을 떠올려본다.

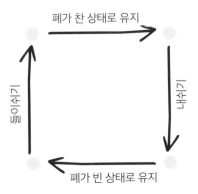

정사각형 순환을 떠올리며 여러 번 반복한다.

쿰바카 호흡(직사각형)

정사각형 쿰바카 호흡과 효과는 같지만 리듬이 다른 호흡.

● 숨을 들이쉬면서 넷을 세고 폐에 공기가 찬 상태로 둘을 센다.

● 숨을 내쉬면서 넷을 세고 폐가 빈 상태로 둘을 센다.

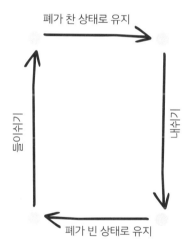

폐가 찬 상태로 유지

들이쉬기

내쉬기

폐가 빈 상태로 유지

직사각형 순환을 떠올리며 여러 번 반복한다.

나디 소다나 호흡

양쪽 뇌의 균형을 잡아주는 호흡.

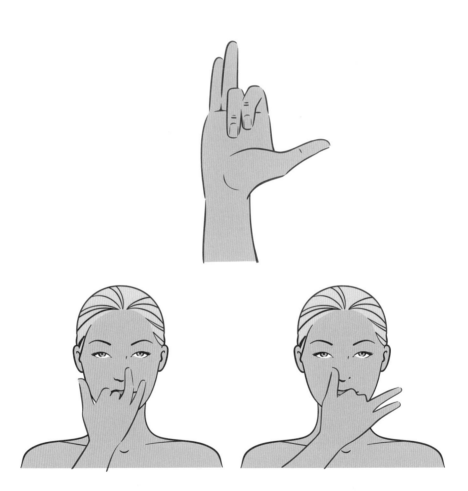

- 오른손 검지와 중지를 접어 약지로 왼쪽 콧구멍을 막는다. 둘을 세는 동안 오른쪽 콧구멍으로 호흡한 뒤 왼쪽 콧구멍에서 손가락을 떼고 엄지로 오른쪽 콧구멍을 막고 둘을 세는 동안 숨을 내쉰다. 다시 둘을 세는 동안 왼쪽 콧구멍으로 숨을 들이마시고 왼쪽 콧구멍을 막고 둘을 세면서 오른쪽으로 내쉰다.

- 이 호흡을 최소 10번 반복한다.

- 사이에 휴식을 추가해도 좋다. 오른쪽 콧구멍을 막고 넷을 세는 동안 왼쪽 콧구멍으로 숨을 들이쉰 후 양쪽 콧구멍을 모두 막는다. 하나 또는 둘을 세는 동안 폐가 찬 상태로 유지했다가 천천히 넷을 세면서 오른쪽 콧구멍으로 공기를 내보낸다. 이어서 넷을 세는 동안 오른쪽으로 숨을 들이쉰 후 양쪽을 막고 하나 또는 둘을 세는 동안 폐가 찬 상태로 유지했다가 넷을 세는 동안 왼쪽으로 숨을 내쉬고 다시 넷을 세는 동안 왼쪽으로 숨을 들이쉰다.

- 호흡을 조절해서 셋을 세는 것으로 리듬을 바꿀 수도 있다. 본인에게 편안하게 느껴지는 쪽으로 선택하면 된다.

카팔라바티 호흡

기력을 고취시키는 호흡법으로 아침에 수련하거나
하루 중 피곤할 때 언제라도 수련해도 되지만 저녁은 피하는 것이 좋다.

- 스타카토처럼 끊어서 코로 짧게 뱉는 호흡으로, 복식 호흡이다.

- 숨을 마실 때는 복부를 이완시키고 내쉴 때는 복부를 수축시키면서 큰 소리가 나도록 코로 한 번에 내쉰다. 다시 힘을 들이지 않고 들이쉰다.

- 날숨에 배가 들어갈 때 코로 내쉬는 소리보다 조금 더 빨라야 한다.

- 소리에 집중하면서 자신만의 리듬을 찾는다.

머리가 띵하고 어지럽다면 잘못한 겁니다.

나울리 호흡

몸속 장기를 마사지해주고 횡격막을 이완시키는 호흡.

- 등을 대고 누워 다리는 골반 너비로 벌리고 발은 매트리스에 평평하게 올린다. 호흡을 몇 번 한 후 복부의 공기를 완전히 비워낸다.

- 공기를 완전히 비워내 복부가 빨판 같은 상태가 되면(호흡을 멈춘 상태로) 뱃가죽이 등에 달라붙게 했다가 복부 근육을 갈비뼈 밑으로 당겨온다. 이렇게 진공 및 무호흡 상태로 왕복 운동을 두 세번 해준 후에 복부를 풀고 숨을 들이쉰다.

- 상당히 자극이 가는 호흡법인 만큼 호흡 사이에 휴식 시간을 충분히 가지면서 여러 번 반복한다.

최고 난이도의 호흡법입니다.

이완

휴식하기, 긴장 풀기, 내면의 공간 열기, 평정심을 유지해 조화와 평온을 되찾기.

1. 이완 자세들

작은 부처 자세

● 편한 방향을 택해 잘 때처럼 옆으로 누워 위에 오는 다리를 45도로 접고 아래에 오는 다리
  는 접거나 편다.

● 이렇게 누운 자세로 골반과 어깨를 앞뒤로 흔들어주면 진정이 되면서 몸과 마음의 긴장이
  풀어진다.

● 무릎 사이에 베개를 놓아도 괜찮다. 임신한 여성의 경우 특히 권장한다. 평소에도 이 자세
  로 자는 경우 무릎 사이에 베개를 밤새 놓고 자면 등허리의 긴장을 푸는 데 좋다.

사바사나

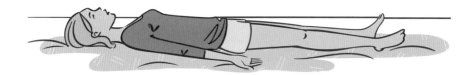

- 팔과 다리는 가볍게 벌리고 눈은 감은 채 등을 대고 눕는다. 최고의 이완 자세.

- 무릎 아래에 베개를 받치면 등허리의 긴장을 푸는 데 좋고 날개뼈 아래를 받치면 흉곽을 더 넓게 여는 데 도움이 된다.

- 머리는 편안한 자세로 매트리스에 받치고 목은 길게 뻗고 턱은 목 쪽으로 가볍게 당긴다. 목덜미 긴장을 풀어주기 위해 머리 아래에 베개를 받쳐도 좋다.

- 이 자세를 취했을 때 아무 긴장도 느껴지지 않아야 한다.

2. 이완 수련

● 사바사나 자세로 누워 몇 초간 어깨로 매트리스를 눌렀다가 풀어준다. 허리로 매트리스를 눌렀다가 풀어준다. 주먹을 쥐고 양팔을 위로 뻗는다. 손가락을 벌린 후 손과 팔을 어깨에서 멀어지도록 뻗었다가 풀어준다. 발뒤꿈치로 매트리스를 눌렀다가 풀어준다. 머리를 천천히 왼쪽, 오른쪽으로 돌린다.

● 발가락에서 정수리에 이르는 몸 전체를 머릿속으로 되뇌며 각 부위의 긴장을 풀어준다. 속으로 이름을 부르며 몸의 각 부위를 떠올려본다. '발을 이완시킨다, 발이 이완된다. 발가락을 이완시킨다, 발가락이 이완된다. 종아리를 이완시킨다, 종아리가 이완된다. 허벅지를 이완시킨다, 허벅지가 이완된다. 골반, 복부, 가슴, 팔, 손, 손바닥, 손가락, 목덜미, 목, 정수리, 얼굴, 입, 혀, 눈, 이마. 몸 전체가 이완된다.'

● 이 이완 수련은 양쪽을 나눠 실행할 수도 있다. 우선 몸의 오른쪽 측면의 아래부터 위까지, 다음에는 왼쪽으로 바꿔서 반복한다. '오른쪽 발을 이완시킨다, 오른쪽 발목, 오른쪽 무릎, 오른쪽 허리, 오른쪽 팔, 오른손, 오른손가락, 오른쪽 어깨' 이런 순서로. 이어서 왼쪽을 동일하게 짚어준 다음 얼굴의 각 부분도 좌우로 나누어 떠올린 후 마무리한다.

● 마지막으로 발, 정강이, 무릎, 허벅지 앞쪽, 골반 앞쪽, 복부의 앞쪽 신체 부위에 집중해서 수련한 다음 뒤쪽으로 넘어가 발뒤꿈치, 종아리, 무릎 뒤, 허벅지 뒤, 엉덩이, 등, 어깨, 정수리 뒤를 하나하나 짚어가며 떠올린다. 이때 몸의 하중을 매트리스에 제대로 실어서 밀착시킨다.

● 특정 공간을 떠올리며 시각화 수련을 해볼 수도 있다. 특히 좋아하고 편안한 공간을 떠올려보자. 햇볕에 달궈진 몸을 식혀주는 한 줄기 바람이 불어오는 해변에 누워 파도 소리에 몸을 맡기고 있다고 상상해보거나 드넓은 숲의 잔디 위에 누워 있다고 가정해보자.

육체에는 한 치의 긴장도 남아 있지 않고 정신은 완전히 평온할 때 체험할 수 있는 깊은 이완의 상태를 몸의 각 부위가 느낄 수 있어야 한다.

요가 니드라

요가 니드라는 정신의 안정을 위한 심화 이완 수련으로 등을 대고 누워 사바사나 자세로 수련한다. (110쪽)

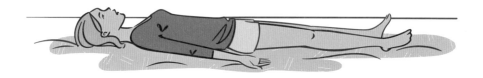

기본 원칙은 가이드 명상에 가깝다. 핵심은 움직이지 않는 것과 잠들지 않는 것. 요가 니드라는 수면과 이성적인 의식 중간의 상태에서 무의식과 연결되는 것이다. 결심이나 상칼파(의도나 목적. 예를 들어 '난 나를 믿는다.' 또는 '나의 내면은 평화롭다.' 같은 문장들. 웰빙, 건강, 인성 계발과 관련 있는 긍정적인 다짐으로 선택한다.)를 머릿속에 반복하면서 수련을 해도 좋다. 사람은 생각대로 만들어지는 존재로 우리 존재는 우리 사고의 결과물이다.

니드라 요가 수업은 인터넷에서도 수없이 찾아볼 수 있고 일주일에 한 번 이상 수련할 수 있다. 수련 시간은 다양하며, 좋아하는 목소리로 된 수업을 선택하는 것이 중요하다.

명상

매일 10분, 15분 또는 30분간 명상하면서 침대에서 평온함을 즐겨보자.

● 엉덩이에 베개를 깔고 책상다리로 앉아 손은 친 무드라(100쪽)로 무릎 위에 올리고 등은 꼿꼿하게 세우고 어깨는 내린 상태로 눈을 감고 숨에 집중한다.

● 숨을 자연스럽게 들이쉬고 내쉰다. 주변의 소음이 의식되면 내면의 고요함을 찾으려 애쓰고 생각은 그냥 흘려보낸다. 생각에 집중하거나 떨쳐버리려고 노력하지도 말고 하늘의 구름처럼 그저 흘러가게 두자.

● 생각을 흘려보내기 위해 소리 없이 만트라(주문이라는 뜻)를 되뇌어도 좋다. 예를 들어 '옴' 소리 같은 것. 요가 창시자들이 남긴 글에 따르면 옴은 다른 모든 소리를 구성하는 태초 또는 원시의 소리면서 이 세계가 창조될 때의 진동이기도 하다. 안정을 찾고 집중하기 위해서 호흡마다 100을 세어도 좋다. '옴' 하나, '옴' 둘, '옴' 셋…

● 내면의 시선을 양쪽 눈썹 사이의 한 점이나 명치 높이에 있는 심장의 차크라에 고정한다. 심장의 차크라는 에너지 통로들의 교차점이다.

샤워하거나 이를 닦으면서 몸의 위생을 챙기는 것처럼 명상은 정신의 위생을 챙기는 것으로 생각할 수 있다. 매일 명상을 실행하면 영혼이 짊어지고 있는 정신적 부담을 청소하고, 치우고, 덜어줄 수 있다.

명상을 하는 동안 물이 몸 위와 몸 안으로 흐른다고 떠올리고 이 물이 생각을 씻어내린다고 상상해보자.

사바사나 자세(110쪽)로도 명상 수련을 할 수 있지만 아주 빠르게 잠들 위험이 있다!

불면증

불면을 떨치려고 애쓰는 건 크게 효과가 없을 뿐 아니라 오히려 종종 증상을 악화시킨다.

그보다는 한밤중 또는 새벽에 고요의 순간을 활용하여 이 책에 있는 이완과 휴식 수련 중 몇 가지를 더 심도 있게 실행해보자.

1회의 수면 사이클은 평균 1시간 30분 정도 지속되고 다시 잠이 드는 데도 비슷한 시간이 소요된다. 밤마다 빠르게 찾아올 수 있는 부정적인 생각으로부터 자신을 보호하기 위해 마음의 가벼움과 경계심을 유지한다. 차분함과 안락함을 연마하고 하품과 한숨을 피하지 않는다. 수면은 저절로 찾아올 것이고 깨어 있는 이 순간이 휴식과 회복을 위한 재정비의 시간이 될 수 있다.

누워서 하는 연결 동작

● 사바사나 자세(110쪽)를 취하고 몸 전체를 수축했다가 이완한다. 발끝은 몸 쪽으로 당기고 팔과 목덜미는 늘이고 몸을 최대한 뻗었다가 이완하면서 최대한 힘을 뺀다. 이를 여러 번 반복한다.

● 몸의 각 부분을 차례대로 수축했다가 이완할 수도 있다. 발을 오므렸다가 편다. 다리를 수축했다가 이완한다. 엉덩이에 힘을 준다. 상반신을 둥글게 구부린다. 매트리스에 등을 납작하게 붙인다. 팔과 주먹에 힘을 준다. 얼굴을 찡그렸다가 편다.

● 쿰바카 호흡(정사각형) (100쪽)

● 요가 호흡 (98쪽)

● 시각화 (111쪽)

● 명상 (113쪽) 또는 요가 니드라 (112쪽)

● 호흡을 100까지 센다.

엎드려 하는 연결 동작

● 작은 부처 자세 (109쪽)

● 엎드려 비틀기 자세 (38쪽)

● 악어 자세 (36쪽)

✻ 최적의 이완을 위해 응용 자세 설명에서 말한 것처럼 베개를 적극 활용한다.

눈 요가

눈 요가는 안구의 긴장을 풀어주면서 시력을 향상시킨다. 다음 수련은 앉아서 또는 등을 대고 누워서 할 수 있다.

원 그리기

- 시선으로 원을 그려준다. 위부터 시작해서 시계 방향으로 원 그리기를 5번 반복한다.

↻ 시계 반대 방향으로도 반복한다.

X 그리기

- 위를 본 후 오른쪽을 본 다음 아래를 봤다가 왼쪽을 본다.
- 위를 본 후 왼쪽을 본 다음 아래를 봤다가 오른쪽을 본다.

↻ 5번 반복한다.

눈 모으기

● 오른팔을 앞으로 뻗는다. 이때 엄지를 올려 시선을 엄지에 고정한다.

● 계속 시선은 엄지에 둔 채로 팔을 몸 쪽으로 당긴다. 손가락이 흐릿하게 보이지 않을 때까지만 당긴다.

● 시선은 여전히 엄지에 고정시킨 채로 천천히 팔을 다시 뻗는다.

↻ 왼팔로도 반복한다.

깜빡이기

● 잠들기 전 그리고 특히 일어났을 때 눈을 여러 번 깜빡여주면 눈을 매끄럽고 깨끗하게 만들 수 있다.

파밍(palming)

눈의 휴식을 돕는 운동.

● 손바닥을 마주 대고 몇 초간 강하게 비벼서 순환이 잘되게 한 후, 손바닥을 작은 조개껍질 모양으로 굽혀 감은 눈 앞에 대서 손의 열기가 느껴질 수 있게 한다.

● 호흡을 5번 한 후 손바닥으로 덮은 눈을 뜬다. 몇 초 후에 손을 내린다.

셀프 마사지

자신의 몸을 마사지하는 일은 아주 즐겁고 쉽다. 매트리스는 몸을 흔들거나 누르고 옆으로 구르고 긴장을 풀기에 완벽한 바닥이 되어준다. 자신에게 가장 잘 맞는 매트리스 위 동작을 찾기 위해 여러 가지를 시도해보자.

우선 아래 몇 가지 마사지 중에서 선택해 시도해본다.

마사지 1

- 사바사나 자세(110쪽)로 누워 뒤통수로 매트리스를 몇 초간 눌러준다. 이때 턱은 당기고 목은 길게 늘렸다가 이완시킨다. 이 동작을 최소 5번 반복한다.

- 머리를 천천히 오른쪽, 왼쪽으로 돌린다. 가슴 사이를 손가락으로 눌러 신경을 이완시킨다. 손으로 가슴을 누르면서 갈비뼈를 따라 양손을 벌린다. 흉곽 윗부분을 한 손으로 가볍게 두드렸다가 다른 한 손으로도 반복한다. 손바닥으로 치거나 고릴라처럼 주먹을 쥐어도 상관없지만 부드럽게 두드려야 한다.

마사지 2

● 머리부터 목 뒤쪽에 특히 집중해서 머리를 손가락 끝으로 마사지해준다. 머리카락을 한 움큼 잡고 두피가 딸려오도록 가볍게 삽아낭긴다. 머리 전체에 골고루 동작을 반복해준다.

● 승모근에 집중하며 목덜미와 어깨를 마사지한다.

● 목덜미 뒤의 목 피부를 손을 번갈아 가며 사용해 늘여준다.

● 양쪽 눈썹 사이와 코 양 옆과 부비동(뇌로 이어지는 관이 있는 공간)에 집중하며 양손으로 관자놀이와 이마를 마사지한다. 양 볼을 얼굴 바깥쪽으로 당겨준다. 양손 검지로 코밑과 입아래를 문지른다. (위쪽 손가락은 콧수염 모양을 만들고 아래쪽 손가락은 위쪽 손가락과 수평이 되게 한다.)

● 얼굴을 찡그리며 수축시켰다가 입을 크게 벌리고 눈을 크게 뜬다. 눈을 위로 치켜 뜨며 혀를 내민다. 소리를 내며 한숨을 쉰다.

마사지 3

● 손바닥부터 시작해 손을 마사지하며 열 손가락을 잡아당긴다.

● 손을 뒤집어 손목과 손가락도 뻗어서 팔 안쪽을 길게 늘인다.

마사지 4

● 발을 마사지한다. 뒤꿈치에서 시작해 발가락을 마지막으로 마사지한다. 발가락을 흔들고 최대한 벌려 자유롭게 풀어준다.

● 마지막으로 손, 팔, 다리를 하나씩 흔든 다음 발을 흔들어준다.

원한다면 피부를 부드럽게 하고 영양을 공급해주기 위해 모든 마사시에 아몬드, 마카다미아, 호호바 같은 중성 식물성 오일을 사용하거나 식물성 오일에 라벤더나 아르니카 같은 에센셜 오일을 몇 방울 섞어 사용해도 좋다.